CAUSES ET SYMPTOMES

DE LA

TUBERCULISATION.

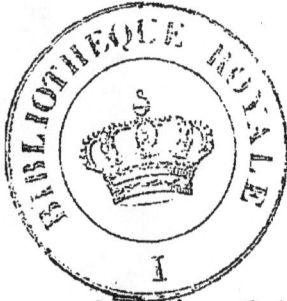

Inductions Pathologiques de la Pthisie Tuberculeuse Imminente et de celle, dite au premier degré.

TRAITEMENT DE CES DEUX ÉTATS, PAR DES FRICTIONS

SPÉCIFIQUES SUR LA PEAU.

Par H. LAUVERGNE,

**Professeur à l'École de Médecine de Toulon,
second Médecin en chef de la Marine, etc.**

1re PARTIE.

*En médecine, il est une vérité désespérante,
incontestable et triste.*

Les maladies d'une extrème léthalité, sont celles qu'on
a le mieux étudiées, et celles que l'on guérit le moins.
On les a poursuivies par toutes les voies possibles ; l'observation clinique, la logique des faits reconnus invaria-
bles, les rapports de l'individu avec les agents actifs de

1

1846

notre planète, ceux de l'alimentation, de la médication avec la cause présumée du mal, l'analyse chimique des humeurs, ont tour à tour eu leur moment de règne, ont fondé des doctrines et des théories, et ensuite ont été déposées, pour faire place à d'autres plus jeunes et souvent même simplement rajeunies.

En médecine on a d'abord étudié l'homme dans la vie ; la mort eut son tour, lorsqu'il fut bien reconnu que celle-ci résulte d'altérations organiques, de mort lente et partielle du corps, de transformation des tissus, ce qui est bien aussi une véritable mort.

Les découvertes de l'anatomie pathologique eurent un vaste retentissement, trop grand sans doute, parce que fascinés sous le prestige d'une idée nouvelle, nous avons fini par croire que dans les œuvres de la mort, on pouvait en déduire la cause qui avait forcé le départ de la vie.

La raison et le progrès, filles du temps et de l'expérience, ont fait évanouir les hautes promesses de l'anatomie pathologique, science positive, quant à ses acquisitions matérielles et expérimentales, mais qui restera toujours entachée de l'accusation d'avoir confiné dans les transformations organiques, la question tant controversée des causes générales des maladies. D'ailleurs ce que nous appelons souvent la maladie, en est réellement une fin. Une masse encéphaloïde est-elle autre chose ? L'art divin pourra-t-il jamais redonner les primitives conditions de sa vie propre à un sein cancérisé ?

Ce qui fait qu'une maladie est reputée incurable , qu'on fait à l'art de guérir le reproche de n'être efficace que dans les cas où la nature un peu aidée par la médecine se suffit à elle-même ; ce qui fait la fatalité inconjurable des maladies dites chroniques , c'est précisément ce qui devrait constituer une vraie gloire et l'utilité de la science. Ceci n'est point un paradoxe. Prenons pour exemple une affection chronique : un mois avant la mort du sujet , en deça même de ce terme , il est clair que l'organe malade ne sera pas beaucoup plus changé dans sa texture et ses fonctions , que lorsque le scalpel de l'anatomiste en aura démontré les preuves: il est évident aussi que cet organe ainsi dénaturé , était de fait réfractaire aux moyens thérapeutiques ; qu'il était mort à sa vie propre , qu'alors les ressources de l'art , bien comprises s'entend , en activant les forces générales , en augmentant les sécrétions antagonistes , en répartissant l'innervation , ont lutté contre la mort imminente de l'organe transformé , et ont d'autant prolongé la vie de l'individu. Le traitement de la plupart des maladies , improprement nommées chroniques, n'est pas autre chose , sinon une lutte contre la mort , un combat qui dispuste au néant , molécule par molécule , un ou plusieurs organes qui s'en vont.

Après cela , les médecins qui font de leur art un problème , une pensée fixe de tous les jours , un démon familier, s'étonnent avec raison , de la stérilité de l'anatomie patho-

logique , du peu de fruits que la thérapeutique en retire.
Mais peut-il en être autrement? La mort chronique ,
n'est-elle pas une marche rétrograde de l'état de vie et
lorsqu'elle a lieu , si l'anatomiste quelque exact ou patient
qu'il soit dans la description de ce qu'il trouve , vous livre
un travail irréprochable de vérité , a-t-il fait autre chose ,
sinon une froide analyse d'une œuvre morte , d'une pièce
usée à tout jamais , indigne de s'engrener dans les roua-
ges mystérieux de la vie.

Loin de nous la pensée de faire un reproche de cette
inanité thérapeutique à cette branche de l'art dont le do-
maine est le cadavre , c'est-à-dire ce qui ne vit plus , ne
sent plus. Non , l'étude de la mort ne doit pas nous être
moins familière que celle de la vie , mais les déductions
peuvent-elles et doivent-elles marcher de pair ? C'est à
l'expérience à prononcer. Or , celle-ci est restée muette
et dans ces dernières années seulement , l'un des plus
ardents apôtres de la cause des maladies dévoilées par
l'ouverture des cadavres et la reconnaissant en tout et
partout dans l'inflammation , avait identifié une seule cause pathologique avec un seul moyen de traitement. Les
esprits progressifs savent ce qu'il en est advenu et nul
n'ignore que le vitalisme un moment mis en chartre privée,
a repris avec plus d'éclat son antique valeur.

L'esprit humain est ainsi fait , il peut être un instant
ébloui par une idée neuve , mais il l'abandonne , lorsqu'il

s'aperçoit que sous une fausse lumière , il marche dans les ténèbres et l'erreur. Le dogme de l'irritation dans sa native pureté , marquait au front les ontologistes , épithète du parti vainqueur , qui repoussait du sanctuaire les partisans des entités , c'est-à-dire les vaincus , ceux qui avaient émancipé l'art , qui voyaient dans l'homme malade autre chose qu'un tissu ou un viscère envahis par le sang , autre chose à faire pour rétablir la santé que la diète et les saignées générales ou locales. Oh ! combien ces idées ont vieilli , et puisqu'il faut nous étayer de nos propres observations , qui ignore que dans notre clinique du bagne , nous pouvons exhiber d'innombrables preuves, que sur les maladies réputées les plus inflammatoires , les saignées ne sont pas les antiphlogistiques les plus directs et ceux qu'il faut invoquer à tout événement.

La nombreuse série des agents spécifiques , employés dans les conditions logiques , répond victorieusement à ceux qui ne veulent point se séparer de la facile et fatale doctrine de l'irritation ; et ceux qui en sont encore à cet alpha de l'art , sont aussi étonnants en médecine que le sont en chirurgie , ceux qui emprisonnent dans un *carcere duro* les membres fracturés , repoussent les irrigations froides , ont une foi aveugle aux onguents et ne conçoivent pas la cautérisation dans la conjonctivite granulée.

Mais ne perdons pas de vue notre sujet capital : jusqu'ici-nous n'avons accusé que la stérilité thérapeutique de l'anatomie pathologique , non pour la condamner , un médecin doit tout savoir , mais pour chercher ailleurs d'autres voies de guérison des maladies.

Nous n'hésitons pas à avancer que l'entière préoccupation de l'analyse exacte du cadavre , nous a fait oublier l'homme vivant. Après avoir livré le malade à une médication toute théorique et sans espoir , le médecin s'est cru suffisamment justifié , lorsqu'il a pu tracer avec une précision mathématique un tableau d'autopsie , où il pose cette conclusion : « Que vouliez-vous qu'on fît ? »

Il s'agit de faire mieux et si la mort a été mille fois pour une , la conséquence de ce qu'on a fait , la loi imprescriptible de l'Évangile : *fais à autrui,* etc , nous commande de changer , d'expérimenter d'autres moyens de guérison des maladies ; sans cela , la science de l'art de guérir , immense et ardue , aboutira au dogme désolant de la fatalité. Oui , de la fatalité. Faut-il appeler d'un autre nom , le traitement invariable d'une foule de maladies aigües d'une extrême gravité, et celui des affections chroniques en particulier ? Un traitement qui se termine par la mort du sujet ; dont le chiffre d'insuccès dépasse d'un quart , d'une demi , la moyenne du nombre total des cas , ne doit-il pas être abandonné et la bonne médecine n'est-elle plus celle qui guérit ?

Le fait de la fatalité qui pèse sur quelques affections dépopulatrices , n'est nulle part mieux appliqué qu'à la pthisie pulmonaire. La société s'émeut avec raison d'un mal devenu si commun et qui à l'heure présente , d'après des relevés statistiques que je n'appellerai pas prouvés , mais infiniment probables , moissonne dans toutes les contrées du globe civilisé , les dix-huit vingtièmes des populations. Remarquez bien que ce mal est devenu l'hôte des nations policées , que son augment se proportionne au mouvement ascensionnel de l'esprit , qu'il en mesure la puissance , à tel point qu'on serait tenté de croire à cette tradition passée de l'Egypte en Grèce , qu'un Dieu ennemi du bonheur des hommes , passait pour être l'inventeur des sciences.

La philosophie médicale ne changera rien à l'état des choses et la force des lois contraires , n'arrêtera jamais le torrent des intelligences déchaînées. Mais si la pthisie doit aller du même pas , y a-t-il une question sociale plus digne de nous occuper ?

On dirait qu'un fléau dépopulateur , entre dans les desseins de la Providence et qu'il est investi de la rude mission de décimer le quotient en excès des êtres qui doivent ne pas se reproduire. L'histoire de tous les âges est là, pour nous montrer le génie du mal travaillant à détruire. La pthisie est le fléau de notre époque , on n'en a jamais mieux poursuivi la cause générale , et les travaux réunis de tous les chercheurs de causes premières , n'ont réellement abouti qu'à personnifier un fait irrécusable , celui de la tuberculisation.

Qui ne connaît le tubercule ? qui ne sait que cette production , (pardonnez-nous l'expression) *cryptogami-que* , germe dans tous les tissus de l'économie animale et doit fonder par sa présence , tout autant de pthisies , puisque le tubercule est reconnu la cause de ce mal. Mais le tubercule en est-il bien la cause ? Lorsque sur un cadavre de pthisique où tout a subi les effets rétrogrades d'une cause qui a plus ou moins lentement détruit les éléments matériels de la vie , vous découvrez des organes où le tubercule a remplacé ce qui était poumon , avez-vous bien reconnu la cause de la maladie ? Si c'est là la cause , enseignez à la détruire ? Si vous admettez l'impuissance de l'art , et il y aurait mauvaise foi à le nier , avouons que le tubercule est une fin ; qu'il s'est mis en lieu et place d'un équivalent organique de vie normale , et que l'autopsie la plus savante n'a prouvé que la fatalité du fait et rien de plus.

Soyons vrais , l'anatomie pathologique ne pouvait nous apprendre autre chose. Se bornant à l'étude de la fin , elle a dû reculer devant la tache de découvrir le principe et lorsqu'elle avait mis hors de doute l'existence du tubercule naissant, de celui qui est cru , de celui qui arrive à l'état de fonte , elle avait presque tout découvert pour ce qui a trait à l'étiologie. Il faut le dire , jamais l'obstination a tourner un fait vrai , celui de la présence des tubercules dans les poumons , n'a enfanté des recherches plus consciencieuses, mais aussi plus décevantes en pratique. Il n'y a rien d'étonnant dans cette aridité. La pthisie définie par le mot tubercule, est déjà un terme fataliste que l'autopsie démontrera plus tard ; c'est une œuvre achevée de la mort encore aux prises avec les forces de la vie, que l'art s'efforce de conjurer..... Reste à savoir si les moyens sont logiques..... Et voilà tout.

Parmi les hommes génies qui ont médité sur cette cause de la pthisie , (car nous en admettons d'autres), nous en appelons un seul à répondre de ses beaux travaux et celui-là , c'est Laënnec. Nous avons bien souvent en 1825 écouté les leçons de ce médecin célèbre. Le tubercule pulmonaire avait été sa pensée fixe et il en discourait avec autant de sagesse que de pénétration ; en cette matière , il avait tout vu , mais faut-il l'avouer , ce maître si fort en science , ne perdait jamais de vue le cadavre , il devançait les preuves acquises par l'autopsie sur le vivant même , et il appelait cela une maladie.

A quels résultats certains ne fût-il pas arrivé en thérapeutique , ce médecin d'une allure si haute et si ferme , en déplaçant le terme du principe qu'il voulait établir , savoir : que la pthisie pulmonaire , c'est le tubercule en voie d'activité pathologique ? Si , par exemple , il eût considéré cette production , comme une fin qu'il fallait éviter , un écueil de l'art ; s'il eût recherché dans la chimie vivante des fonctions , les causes qui prédisposent à la

sécrétion tuberculeuse et les agents divers qui peuvent la neutraliser. Là, en effet, est toute la question du progrès; là est la vie de notre espèce, son avenir et le but de nos efforts.

Si , mesurant le terrain que les efforts des médecins nouveaux ont conquis dans la thérapeutique de la pthisie , on reporte soudain un regard vers le passé , l'on se demande avec effroi si l'art qui guérit , peut se flatter d'un succès. Sans nul doute, le sthétoscope et ses indications , nous découvrent les mutations que le tubercule subit depuis son être à l'état de granule jusqu'à celui de fonte ramollie et suppurée ; mais en définitive , on savait tout cela avant le sthétoscope. Ses découvertes ont heureusement précisé , ce que nos anciens appelaient pthisie au premier , au deuxième , au troisième degré. Ensuite , quant à la nature des altérations du poumon , que l'habitude du sthétoscope fait si bien découvrir , tout cela est d'une effrayante exactitude , mais aussi tout cela c'est la mort qui l'a fait ou bien , si vous l'aimez mieux , c'est la vie , sous l'empire des lois physiques ; une autopsie présumée sur un être vivant.

L'induction thérapeutique qu'on a retiré de cet envahissement du champ pulmonaire par le tubercule , est-il d'ailleurs si fort à l'abri de ses succès incontestés , pour qu'on le conserve comme une œuvre d'art et d'expérience ? Si la pthisie débute par l'irritation et finit à la lésion organique , il n'y a plus rien à dire à cet égard : les antiphlogistiques directs ou indirects , la diète lactée , les mesures d'une débilitante hygiène , les narcotiques , et peut-être suivant les croyances , quelques spécifiques vantés , achèveront encore le cercle des moyens proposés contre cette maladie.

Mais si nous admettons que la pthisie pulmonaire, devenue si commune aujourd'hui , à tel point que son imminence fonde une sorte de constitution , de tempérament pathologique ; si , dis-je , ce mal vient de plus loin qu'on ne le croit , lorsqu'on se borne à le reconnaître , fatal et inexorable ; si enfin , pour nous répéter encore , les signes d'une tuberculisation commençante , sont une fin , qu'il est tout au plus permis d'en obtenir une sorte d'arrêt au début , alors l'idée thérapeutique se déplace et s'agrandit ; car d'illusoire et de fatalique qu'elle était , elle devient préventive d'un mal qui n'est réellement qu'une mort lente.

Uue telle question embrasse les plus hautes régions du socialisme et fait de la médecine, la sommité philosophique la plus élevée de l'époque.

Ce n'est pas la question préventive que nous avons en vue aujourd'hui , non , cette tache serait plutôt celle d'un médecin législateur. La tribune nationale ne serait point encore assez élevée pour faire entendre les dures paroles qui accuseraient la détérioration des espèces , et pour donner en preuve que sous l'empire , on fesait un bon soldat

d'un conscrit de dix-huit ans , et qu'en 1845 , dans un
département où les hommes étaient jadis fiers de leur sta-
ture et de leur force , mille sujets de vingt-un ans , n'ont
pu livrer aux drapeaux de la patrie , que cent trente-cinq
d'entre eux ; le reste étant sans valeur physique , et presque tous , plus dignes de figurer dans les arsenaux de re-
dressement de Chaillot ou de la Muette , que parmi les
défenseurs du pays. Eh bien ! le temps fait ensuite un pas ,
et la pthisie moissonne à la fleur de l'âge tous ces milliers
de fruits abortifs.

Pthisie pulmonaire ! mais c'est un mal qui a été aussi
notre pensée fixe , notre long et volontaire programme de
questions toutes graves et profondes , toutes d'avenir.

Il ne s'agit plus dans l'état présent de la science , de
constater l'être du tubercule , mais bien sous qu'elles conditions organiques et vitales , les divers organes du corps
se laissent envahir par ce parasite , absolument comparable
à ces parasites végétaux que les paysans nomment *pestes* ,
et qui s'emparent en peu de temps d'un terrain maigre ,
inculte et abandonné.

Or , voici nos remarques à cet égard et avant la consta-
tation de l'état tuberculeux : Détérioration générale de
l'individu , un ou plusieurs systèmes d'organes mal ache-
vés , rachitisés en un mot ; enfin un tempérament lymphatique soit congénial , soit acquis par l'effet d'une
manière d'être anormale rapportée soit au physique , soit

au moral. Ce dernier mode devient pandémique dans l'état de civilisation progressive et culminante ; ce qui le sollicite, c'est la rapidité, le nombre et l'énergie des émotions dépressives ou exultantes. L'ambition heureuse ou le désespoir solitaire en sont l'*alpha* et l'*omega* ; l'un et l'autre arrivent au même but final, à l'usure, à la détérioration de l'élément de la vie, de l'*enormon*, de l'influx nerveux. Or, le signe, le pénombre d'un organisme qui va se tuberculiser, c'est l'asthénie nerveuse générale. Nous en avons une triste preuve dans le relevé de la mortalité du bagne ; la tuberculisation commence et achève la mort chronique, cette mort d'un peu tous les jours. Il nous est acquis qu'un homme sans énergie morale et d'ailleurs sain en entrant au bagne, entre d'abord dans l'existence pathologique, par le brisement des forces musculaires, l'atonie intestinale, la diarrhée et la tuberculisation plus ou moins bien définie d'un appareil d'organes. L'intestin, les poumons, les reins et le système osseux, voilà par tour de fréquence, ce que nous observons tous les jours.

Il nous est difficile de ne pas le vouloir, mais un homme lancé dans un bagne, se plante dans un lit. Pour l'en déraciner, il faut se faire inhumain ; quelques jours après il y revient plus démoli en apparence ; eh bien, suivez cet homme dans sa carrière bornée au périmètre de son lit, cet homme mourra tuberculeux d'un organe capital. Les plus belles charpentes de l'Algérie, celles qui vivaient de soleil et de liberté, sont toutes sans exception vouées dans les bagnes à la fatalité du tubercule.

Après le maure, vient son analogue en mœurs et en organisation, nous voulons parler du berger Corse, presque toujours meurtrier et victime du préjugé barbare de la Vendette. Après eux, la diathèse tuberculeuse sévit par choix, sur le forçat du centre de la France, paysan, berger, bas artisan, mais toujours illétré. La diathèse se dessine surtout pendant les deux premières années de séjour, et chez les forçats dont l'intelligence est comme un instinct intellectuel et qui sont tombés dans un bagne comme l'oiseau de proie dans une cage. Il y a une acclimatation à la vie de condamné et celui qui par avance en a médité les péripéties, possède en lui les plus fortes chances pour échapper à cette asthénie nerveuse qui dispose aux tuberculisations.

En somme, à part la mort typhique, on meurt peu aux bagnes de Provence, mais on s'y éteint par affection chronique, par tuberculisation. L'Amiral Baudin, dans un but de philosophie rationnelle, a dressé une statistique de la mortalité des bagnes de ce port, et il est arrivé à un chiffre qui, pour nous servir d'un mot à la mode, est regrettable comparé à celui des sociétés libres et éclairées. En effet, il y a bien peu de lumières au

bagne : savoir lire et écrire , je ne dis pas même cor-
rectement , est chose rare , mais on y vit de la vie
d'association , organisée , phalanstérienne et mise en
œuvre par des intelligences nobles et dévouées. Mais
hâtons-nous de rentrer dans la question.

Nous l'avons avancé , je crois , la pthisie pulmonaire a été notre pensée fixe : voici les considérations qui
nous ont forcé de récuser tout ce qui a été dit et écrit
touchant l'inévitable léthalité de ce mal et qui nous
font entrevoir la possibilité d'arriver à un bon résultat
thérapeutique.

Alors que l'existence des tubercules dans les poumons
est mise hors de doute , y a-t-il maladie ou commencement de mort ? Ce que l'anatomie pathologique a
constaté comme le cas le plus rare , c'est une cicatrice
ou plutôt un froncement , un retrait du tissu pulmonaire autour du vide jadis plein de matière tuberculeuse et qui a guéri. Les auteurs qui en ont parlé , et
Laënnec en tête , regardent le fait comme phénoménal et
sans nul doute mal expliqué. Il supposerait qu'il peut
exister une pthisie en miniature , ou , un ou deux tubercules , isolés du reste des poumons , auraient miraculeuse-
ment disparu. Ce n'est pas le tubercule qui fait la pthisie ,
mais bien la diathèse tuberculeuse , celle que l'art doit
combattre. Sans cette initiation , la pthisie devient un être
de raison. Oui , deux , trois cicatricules pulmonaires

peuvent se montrer à l'autopsie d'un sujet mort dans un âge avancé, en concluerons-nous qu'il avait guéri de la pthisie tuberculeuse ? Mais alors pourquoi un seul cas douteux sur des milliers de cas mortels ? Est-ce ainsi que l'art sévère doit raisonner ? La diathèse, voilà le principe, le tubercule, voilà la fin ; conjurer le principe, doit être le but de l'art. C'est sur cette donnée que nous avons travaillé.

Et d'abord, l'anatomie micoscropique est venue à notre secours et plus tard, les pouvoirs de la chimie organique, creuset vivant où l'analyse sépare les principes normaux de nos humeurs, en précise la qualité et la quantité, en détermine l'absence ou l'excès ; chimie providentielle, dont le vitalisme et l'humorisme auront à se disputer les découvertes, et qui s'est révélé à l'art comme le moyen naturel d'apprécier les altérations organiques. Il est clair que l'antique querelle entre les solidistes et les humoristes sera vidée le jour où, l'analyse chimique aura démontré dans une maladie, la somme des altérations ou des soustractions, qu'un des grands systèmes du corps aura subi par le fait même de cette maladie. Nous ne dirons pas que là sera tout le mal ; non, la vraie cause en sera toujours placée au dessus de nos moyens, puisque l'action vitale domine tous les actes fonctionnels : mais alors la médecine éclairée sur la cause matérielle qui se déduit de la composition nor-

male *du sang*, par exemple, s'efforcera de régulari-
ser cette composition devenue stérile. C'est là le
point de départ de toute une nouvelle thérapeutique.

La diathèse tuberculeuse constitue un tempérament,
une manière d'être tout-à-fait pathologique et le sujet
qui en est frappé, vit d'un mode différent de celui
qui se trouve dans les conditions opposées. Le sujet
sanguin et le lymphatique sont deux êtres séparés par
le mode d'influx nerveux qui préside à leur destinée :
chez l'un, il est fort, plein, régulier ; chez l'autre il
est faible, perverti, incertain, languissant. La tendance
tuberculeuse se manifestera de préférence chez ce dernier. Pourquoi ?

En bonne logique médicale, nous ne savons le pourquoi de rien. Mais ici la réponse banale à toute question, sans rien expliquer d'une manière absolue, con-
clut néanmoins pour un but final et rationnel. L'observation prouve que, la sécrétion tuberculeuse ne s'o-
père jamais dans un point de l'économie, sans une
prédisposition préalable, une constitution humorale rétrograde de l'état normal, une innervation pathologique;
en un mot un lymphatisme exagéré, acquis ou congénial. Supposez cet état général et local d'un sujet
chez lequel la sécrétion tuberculeuse est en imminence
d'action ; admettez encore, et le fait est hors de toute
litige, admettez ; dis-je, que cet état doit se traduire

2

aux yeux d'un patricien éclairé , n'est-il pas vrai alors
que si le tubercule peut être prévû et conjuré *ab-ovo* ,
dès avant sa naissance , sa première manifestation de
vie , la pthisie cesse de devenir le fléau inconjurable
des Sociétés modernes. Ce moment passé , l'occasion
perdue , la tuberculisation en train de s'effectuer , il n'y
a plus de mal , il y a une fin qui commence et dont
l'art peut avec grand peine reculer la fin absolue.
Une bonne thérapeutique peut triompher de la tuberculisation *ab-ovo* et nous osons l'avancer , arrêter
la tuberculisation naissante , crue comme le disent
certains médecins.

L'hôpital du bagne à Toulon , est le champ vaine-
ment remué où le tubercule se montre incessamment
dans tous les organes et sous les états divers de ses
évolutions graduelles. Le forçat qui vient s'implanter
dans un lit . complette l'image d'un champ abandonné ; at-
tendez-vous , tôt ou tard aux conséquences du tubercule dans un ou plusieurs organes. Celui de l'intestin ,
si le nombre en est borné , peut güérir et s'arrêter
dans son état microscopique ou grossir , se vider et
laisser en lieu et place une cicatrice évidée , ronde ,
et circonscrite par un bourrelet ou orle , que l'inévitable autopsie démontrera plus tard. Ce forçat , à
moins qu'il ne soit rendu à l'air si doux de la liberté ,
reviendra dans son lit , avec la diarrhée , la maigreur

squelettologique , tous les signes de la tuberculisation intestinale avancée et ceux de la tuberculisation imminente des poumons. C'est cet état qui a servi de point de départ à nos recherches.

Nous possédons une série de faits analogues où les sujets dès leur vivant , présentaient une constitution pathologique , des diarrhées fondantes et peu ou point de signes du côté des voies respiratoires. Toutefois une sonorité du vide , une toux sèche , le souffle tubaire, parfois des quintes vives et des crachats lavés de sang ou sillonnés de stries rouges , devaient laisser croire à une tuberculisation évidente et crue. La vie s'écoulait par l'intestin et l'autopsie ne prouvait dans le poumon, que l'imminence du tubercule , le champ préparé pour le recevoir et rien de plus. Ici l'œil ne saisit rien , le scalpel encore moins. La main seule peut apprécier un tissu moins perméable , moins élastique ; et cependant là , est le siège prochain de la séminule tuberculeuse. Mais qui dit cela ? qui le dit , l'autopsie de cent autres sujets morts dans des conditions analogues.

Plus tard , l'anatomie micoscropique découvre et met au jour avec autant d'évidence que l'anatomie normale , les mutations que le tissu propre du poumon a subi par suite de son passage imminent à la production tuberculeuse. D'abord , c'est une matière , un produit grisâtre , quelquefois brun , sec , formé de globules

polyédriques , souvent interrompus dans leur cours ,
quelquefois renforcés par d'autres sur les divers points
où on les observe. Ce produit secrété dans le tissu
interstitiel d'un poumon malade , ne se montre pas
dans un poumon sain , jeune et qui a bien fonction-
né pendant la vie. Le microscope ne peut déterminer
le siège précis de cette matière , on le conçoit. Est-elle
dans les dernières ramifications bronchiques , ou bien
a-t--elle été déposée entre les divers tissus qui com-
posent un lobule pulmonaire , dans le lien celluleux qui
les lie les uns aux autres ? Cette question est inso-
luble pour nous. Il est probable et certes c'est la
formule dont il est sage d'user , lorsqu'on raisonne
dans les affaires du monde atomique ; il est probable ,
dis-je , que cet élément nouveau , étranger , insolite ,
anormal , se loge partout dans les trames intersticielles
des nerfs , des vaisseaux et des ramuscules infinies des
bronches. Il double le lien celluleux qui unit toutes
les molécules de la matière du poumon ; il prépare
le champ pathologique où la séminule tuberculeuse se
développera plus tard.

C'est cette condition du poumon que nous avons en
vue , lorsque nous parlons d'une idio syncrasie tuberculeuse , qui sera un jour l'élément tubercule et
parconséquent la forme la plus générale de la pthisie
pulmonaire.

Nul doute qu'un observateur plus patient, dupe peut-être des illusions d'optique, inséparables des recherches micrographiques, ne décrive des états divers de ce produit secrété ; mais peut-être qu'alors, ainsi que cela nous est arrivé à nous-même, ce produit n'a fait que changer d'état pour arriver à la condition organique qui doit favoriser l'évolution tuberculeuse. Expliquons franchement notre pensée :

Cette matière, gangue ou matrice du tubercule, n'est pas un produit secrété, ainsi que nous l'avons dit, mais bien un produit excrété et comme tel, susceptible de subir l'empire des lois physiques, quoique soumis par suite du siège où il a été déposé, à éprouver l'influence de la vie, à renaître et grandir, s'établir enfin *être* organique et vivant. Dans le premier cas, c'est-à-dire excrété, il est inerte, corps étranger, susceptible de rester en dehors des lois de la vie, être oublié ou dévoré par l'absorption et disparaître. Obtenir ce résultat, c'est guérir l'imminence de la pthisie pulmonaire.

Dans le second cas, lorsque le produit pathologique excrété, pénétré de l'influx vital, rentre dans de nouvelles conditions organiques, alors l'imminence de la pthisie devient la réalité ; c'est le début du mal. Ici commencent les phénomènes locaux de la tuberculisation et ceux, dits généraux, qui les suivent et les accusent aux yeux d'un médecin éclairé.

Que peut ici une thérapeutique logiquement déduite des phénomènes qui se passent dans les poumons ? Ce qu'elle peut. . . . . . Sans être taxé d'outrecuidance, nous proclamons encore, et cela sur preuves claires et définies, les ressources de la même thérapeutique dont nous avons parlé à l'occasion des signes de la pthisie imminente. Toutefois, n'oublions pas que la tuberculisation qui marche , c'est le commencement de la fin et que si l'art pouvait, et peut en effet espérer d'en arrêter les phases, cette conquête de la médecine en vaut bien un autre. Les recherches nécroscopiques deviennent évidentes, lorsque l'œil peut saisir dans la gangue, le tubercule dans sa plus petite manifestation. Alors qu'il se montre , nous avons constaté l'existence du granule à peine visible et par conséquent sur le cadavre, comment procède la pthisie à son début. Il est on ne peut plus commun de suivre toutes les phases du tubercule depuis son origine jusqu'à sa fin , c'est-à-dire sa fonte purulente dans un seul poumon. L'hôpital du bagne et surtout le service des fièvreux, nous a fourni l'occasion de disséquer des poumons dont les lobes supérieurs présentaient des tubercules suppurés , dont les autres lobes paraissaient sains en apparence et que l'anatomie microscopique a reconnu non seulement se trouver dans les conditions d'imminence , mais encore sablés dans la matière grisâtre , de petits grains , imperceptibles à l'œil et qui étaient évidemment les sporules de la pthisie. Si l'on pouvait à cet égard exprimer un doute , nous invoquerions le témoignage voisin de l'état occulte du granule , où celui-ci quoique à peine visible , est néanmoins évident. Ici , l'anatomie microscopique et l'anatomie proprement dite , se touchent et s'éclairent l'une par l'autre.

Le parenchyme pulmonaire est-il le champ où s'organise le travail en question ? C'est une vérité incontestable que celle-là.

Un poumon arrivé à son premier degré pathologique , c'est-à-dire à l'organisation du tissu dans lequel doit se développer le germe tuberculeux , ne marche pas toujours du même pas à son entier envahissement par l'élément étranger. Il peut se montrer sous divers états: 1º Rester stationnaire à un degré où la vie repousse toute tendance à la tuberculisation ; 2º celle-ci peut s'effectuer et son germe microscopique demeurer longtemps endormi ; 3º les tubercules peuvent dans les divers lobules dont se compose l'ensemble du poumon , se présenter à la fois sous leurs formes successives. Ce sont à proprement parler , les divers degrés de la pthisie des anciens auteurs. A cet égard , l'anatomie n'a fait que constater sur le cadavre , les prévisions cliniques chez l'homme vivant. Ce que la médecine des vieux temps n'a point mentionné, c'est l'imminence avouée, claire et saisissante de la pthisie ; c'est elle aussi que l'art doit bien s'étudier à connaître. Malheureusement, les signes réels se dévoilent mieux au *quid divum*, au tact médical, qu'aux moyens mécaniques et aux raisonnements logiques à l'aide desquels on arrive au diagnostic fatal. Il est juste de le dire ; c'est un affreux présent que celui à l'aide duquel le bruit de la poitrine porte à notre oreille l'arrêt irrévocable d'une mort. Il serait peut-être heureux pour le malade, que le médecin n'eût point acquis pour la pthisie, cette certitude, puisque cette certitude, étudiée sous le point de vue thérapeutique, reste decevante et livre les malades aux plus noirs pressentiments de leur prochaine fin. L'impuissance d'un art achevé d'une part et la démoralisation du malade de l'autre, nous font dire que l'anatomie pathologique, malgré son œuvre complète, n'a rien fait d'utile et de bon sur ce qui a trait à la possibilité d'une guérison de la pthisie pulmonaire.

Ce qu'il fallait d'abord établir, c'était la modification de l'organe, lorsqu'il entre dans les conditions matérielles de la future tuberculisation. Prendre l'art à ce point, c'est embrasser le principe pour en déduire les conséquences ; c'est vouloir arriver à l'appréciation sur le vivant de l'existence de cette gangue globuleuse secrétée dans le parenchyme où la séminule

tuberculeuse prendra plus tard vie , accroissement
et fin. Il est vrai que les études microscopiques sont
entachées de doute sur ce qu'on voit ; qu'un grossisse-
ment de 300 ou de 400 diamètres , peut prêter aux
exagérations de la forme réelle de l'objet dans le monde visible ; mais si en le suivant dans ses évolutions
successives , cette forme devient la granule palpable ,
si on le suit à 0,15 ou de 0,30 degrès de millimè-
tres , et si alors on le voit arrondi , globuleux , se
définir et se circonscrire dans sa gangue ou matrice ,
cette découverte de l'anatomie microscopique n'aura-t-
elle pas aux yeux d'un médecin praticien , une valeur
cent fois supérieure à celle du tubercule fondu et sup-
puré , qui en somme ne vous démontre que l'impuissance de l'art.

C'est donc et pour ne plus y revenir dans ces pro-
légomènes , c'est sur cet état primitif du poumon , qui
précède la pthisie tuberculeuse , que nous prenons la
question si ardue du dignostic et du traitement de
cette maladie.

Quelle est la nature de cet élément secrété dans les
interstices du parenchyme , élément organique qui porte
avec lui les conditions futures de son organisation et
de la génération spontanée du tubercule ?

Cette nature est d'abord le fait d'une déposition
d'albumine crue , c'est-à-dire un produit que la vie

générale n'assimile plus , qui se sépare du sang comme corps étranger désormais étranger à sa composition possible ; c'est peut-être l'élément primitif que la chimie organique appelle du nom de *prothéine*.

Cette prothéine sous l'influence des forces de la vie, s'organise ; l'albumine morte devient albumine , vivante d'une vie à part , parasite si l'on veut , elle est matrice du tubercule. Aller plus loin , ce serait témé-raire et oiseux. Demande-t-on au physiologiste , pour-quoi dans une partie de l'organisme , il naît tel helmin-the plutôt que tel autre ? Le secret des générations appartient à Dieu.

Tout autre tuberculisation d'organes procède-t-elle ainsi que nous l'avons exposé naguère ? C'est notre conviction , seulement nous nous abstenons pour le mo-ment de toucher à cette partie de la question , qui se déduit d'ailleurs de celle que nous développons au-jourd'hui. Une solution d'une immense portée théra-peutique serait la suivante : Quelle est la modification physiologique d'un organisme dégénéré au point de ne pouvoir plus assimiler une certaine quantité d'albumine et de quelle source cette albumine devenue étrangère à la chimie vivante , est-elle éliminée ?

Il est clair qu'un organisme qui se tuberculise ne jouit plus d'une vie normale ; que l'influx vital , l'in-nervation pèchent ou par sa quantité ou par sa

qualité ; mais il en est ainsi toutes les fois qu'un élément nécessaire d'organisation se sépare du corps et cela
sans douleur , sans signe de réaction , comme un fait
accompli auquel s'associe par nécessité la *vis nature.*
C'est le propre de tout tempérament pathologique con-
tracté peu à peu et avec lequel on vit encore sans trop
s'inquiéter, jusqu'au moment où enfin le nom d'affection chronique prononcé , présage à moins d'erreur
de la part du médecin , une mort absolue plus ou
moins prochaine et qui succède à la mort relative de
l'organe atteint. C'est là l'histoire de l'albuminirie , du
diabète ou les produits inutiles sont immédiatement
éliminés parce qu'ils sont versés dans un réservoir
dépurateur ; c'est encore l'histoire de la vertèbre
tuberculisée et de tous les autres viscères , qui subissent
en se tuberculisant , les influences d'un influx vital à
l'état pathologique.

De ce qui vient d'être dit , on peut rigoureusement
en déduire une conclusion logique : ramener à un tempérament normal , le tempérament pathologique durant
la période d'imminence tuberculeuse , c'est combattre
réellement cette affection. Prétendre avoir action sur
elle , quand elle est accomplie , c'est déjà trop présu-
mer du pouvoir de l'art et des ressources de la vie.

Nous ne saurons jamais , hors par voie d'induction,
l'état pathogénique de l'influx nerveux. Cet état repo-

se dans les forces actives et premières de la nature,
sur lesquelles nous n'aurons jamais une action claire,
directe et définie. Mais l'état pathogénique de l'influx
nerveux se reflète sur la composition du sang, c'est
le sang qui peut traduire pour les nécessités de l'art,
la pathogénie de l'influx nerveux, puisque c'est lui
qui règle la juste mesure des éléments organisateurs de
toute l'économie et qui en font, suivant un prince
des vitalistes, *de la chair coulante*. Ce mot renferme implicitement toutes les doctrines et tous les systèmes.

Les changements qu'un organisme subit par suite
d'un mode nouveau d'exister, que ce mode soit rela-
tif à l'âge, aux climats, aux aliments, aux passions,
ne peuvent se faire sans que le sang dans sa composition et sa vie, ne soit sensiblement changé. Cette
opinion était jadis validée par l'habitude pratique de
comparer le sang d'un sujet, d'en établir les différences suivant telle maladie donnée, tel climat oppo-
sé au sien, tel autre tempérament acquis. Alors,
c'était à vrai dire, l'enfance de l'art. Des proportions
comparatives entre le serum, la fibrine et le cruor,
témoignaient des changements survenus dans le sang
et en notaient assez bien les différences. La thérapeutique s'étayant d'un fait d'observation que l'on admettait comme infaillible, admettait la saignée à récidive,

toutes les fois que la surface du caillot se chargeait
d'une couche d'albumine.

Par ma foi ! la médecine est chose instable, lorsque l'homme substitue aux enseignements de la nature, ceux d'un art qui veut immobiliser l'élément le
plus mobile et le plus divers des choses sublunaires, en
un mot de la vie. Chez des êtres anémiques, atteints
de phlegmasie thoracique, nous avons vu la couche
albumineuse persister à s'étendre avec le nombre des
saignées. Faillait-il donc saigner jusqu'à la mort ?

Les découvertes vraies, probables ou illusoires de
la chimie organique, ont justifié jusqu'à un certain
point, l'énoncé de cette loi physiologique, que d'ailleurs la théorie des grandes lois de la nature paraît
confirmer : savoir, les combustions animales et les produits nouveaux auxquels elles donnent lieu, sont pro-
portionnels aux moyens constitutifs des êtres.

L'acte de la respiration qui est une combustion,
n'est pas le même chez tous les sujets, puisque l'innervation en quantité et en qualité, n'est pas la même pour chacun d'eux. Il suit de là que, le sang artériel n'est pas, chez deux individus pris au hasard,
d'une égale capacité pour le fluide *électro-vital*. Il est
évident encore que, dans l'imminence de la pthisie,
lorsque la sécrétion morbide du *tomentum* à tubercule se
fait, ce dépôt de prothéine ou d'albumine crue, que le

sang ne peut avouer comme l'un de ses éléments, puisqu'il est réfractaire à la combustion qui en le décom-
posant le reconstituerait vivant et assimilable ; il est
évident, dis-je , que l'innervation du sujet chez lequel
on observe ce vice de sécrétion a cessé de fonctionner
avec ses conditions normales.

L'analyse du sang doit donc servir de complément et
de preuve.

En général , nos observations propres nous portent à
établir comme une loi fixe de l'état pathologique , une
altération quelconque du sang. Alors , soit qu'on étu-
die sa composition en elle-même ou dans les produits
secrétés ou excrétés , il est incontestable que l'analyse
y démontrera des vices de composition. Bien avant
les expériences de Lecanu et de Fœditsch , d'Andral et
de Gavarret , on savait que le sang était altéré dans la
chlorose ; mais en a-t-on mieux fourni la preuve ,
parce qu'on a établi une diminution notable dans le
chiffre des globules du sang ? Ce chiffre est trop varia-
ble , pour le rendre toujours responsable des mutations
qu'une chlorotique subit dans sa vie générale et dans
celle de l'utérus en particulier. Il faut toujours en
venir à cette innervation , source inépuisable du vitalisme et qui pèche par sa qualité ou sa quantité ; qui
ne donne plus aux divers éléments du sang , ce qui les
maintenait dans leur roulement organique et normal ,

et qui les fait varier de leur densité, température, électricité et de la somme normale de leurs principes composants. Les médecins partisans des belles découvertes de la chimie organique, se tromperaient étrangement s'ils croyaient que la maladie est toute dans la densité diminuée du sang défibriné, du serum, de l'eau, des globules, de l'albumine, de la fibrine, des matières extractives et des sels libres, etc. Non, la maladie n'est pas plus dans ces variations, que dans les sucs blancs et sans vie du végétal qui croît à l'ombre. Toute maladie a son point de départ, son centre, sa tête, là où se trouve le foyer de la vie; l'étudier ailleurs, autrement que pour constater les altérations organiques et humorales que le dérangement du centre y ont nécessitées, c'est déplacer le principe, c'est le nier, car il ne peut exister comme tel que là où l'a fixé la force des choses. Il faut enfin qu'on s'entende, pour bien définir ce qu'on doit appeler maladie : la caractériser anatomiquement où par une diminution considérable des globules de sang, par exemple, c'est ne faire que de l'anatomie vivante. Dans l'imminence de la pthisie, alors que le jugement le plus exercé ou le tact le plus pratique, ne peut reconnaître le moindre indice de tuberculisation, il arrive très souvent que des médecins fanatisés à l'idée de phlegmasie, prononcent le mot irritation et concluent pour la sai-

gnée. On peut voir alors , par l'analyse du sang , qu'il y
a un déchec considérable dans le nombre des globules,
mais notez bien que , cette diminution coïncide avec des
signes d'irritation et que les saignées augmentent ce
déchec , ainsi que la diète blanche , les adoucissants ,
les narcotiques. Ce genre de médication , si généralement répandu , ne serait donc pas celui qui convient
dans l'imminence du mal en question.

Déjà aussi , c'est-à-dire avant les granules tuberculeux , tous les éléments du sang en particulier ont déjà
subi une altération profonde et appréciable. La densité
du sang , celle de son serum , le nombre des globules , la diminution de l'albumine , celle du principe
de la viscosité , témoignent surabondamment que le
sujet vit sous le coup d'une cause générale pathologique et asthénisante.

A peine un sujet entre-t-il dans les conditions d'imminence , que le sang diminue dans sa quantité normale ,
qu'il s'altère dans ses éléments constitutifs.

Notez ces mutations jour par jour et certes notre
hôpital du bagne est en ce genre un observatoire classique , puisqu'un homme y est implanté dans un lit
comme un arbre au sol par ses racines , notez dis-je ,
ces mutations et l'évidence d'une anémie qui est à son
début , s'accusera par des signes non équivoques d'asthénie , par la chute des chairs , leur mollesse et leur

maigreur. Combien de fois n'avons-nous pas pronosti-
qué l'imminence de la pthisie chez le forçat qui monte
à l'hôpital, n'accusant que la faiblesse, et chose à
constater, n'ayant un peu maigri que par les bras?

Eh bien! cet homme n'est pas encore pthisique dans
le sens du mot. D'abord rien de sensible du côté de
la poitrine ne l'indique, à moins qu'on ne veuille con-
sidérer comme tel, la résonnance et un léger souffle
tubaire. Mais pour notre part nous récusons ces
signes, comme tout-à-fait négatifs de l'état naissant du
tubercule.

Ce qui est réellement malade chez le sujet, ce
qui a maigri, passez-nous l'expression, c'est le
sang; il a maigri non seulement dans les éléments que
nous avons mentionné naguères, dans la somme normale de son sérum, des globules, du savon animal,
etc; mais encore dans ceux de ses éléments qui aug-
menteront leur chiffre de densité et de quantité, lorsque la sécrétion tuberculeuse apparaîtra au dehors
comme fait accompli. Ainsi la fibrine dans le sang du
sujet atteint d'imminence de pthisie, baisse dans sa
quantité normale, tandis que chez le même sujet ce
chiffre augmentera, lorsque le tubercule sera en état
de fonte suppurée ou ramollie.

Il en est absolument de même de la matière grasse
phosphorée et l'on peut en dire autant, de l'augmen-

tation sensible de la cholesterine dans le sang du pthisique. Si nous ne considérions la pthisie confirmée, celle
dite au deuxième degré ; (car nous faisons d'immenses
réserves pour celles dites au premier degré ;) si nous
ne la considérions, dis-je, autrement que comme une
mort lente, une mort d'un peu tous les jours, il
nous faudrait chercher la raison de cette hypertrophie
partielle du sang et de celle de la présence inusitée
de la cholestérine.

Pourquoi cet excès de l'élément fibrineux, phospho-
ré et cholesterin ?

Nos recherches à cet égard n'ont pas un but thérapeutique, il n'entre donc pas dans notre plan de
discuter cette question. Voici toutefois ce que nous avons
observé à l'égard de la cholestérine : dans l'état d'imminence de la pthisie, ses proportions dans le sang
restent à peu près normales. Ici, les fonctions sé-
crétoires du foie restent régulières ; en un mot la bile
se forme, est prisé par ses intestins propres et coule
dans le duodénum d'après un rythme naturel.

Qu'appelons nous intestins propres du foie ? Nous
admettons, par des motifs qu'il ne conviendrait pas
d'exposer en ce moment, que la bile séparée du sang est
versée dans des canaux propres et cela directement ; sans
intermédiaire et que ces canaux qui s'en vont au dehors
en augmentant graduellement de diamètre, sont pour

l'individualité hépatique , ce que les intestins sont à la vie générale du corps.

Il y a dans la bile deux parts essentielles à distinguer : une récrémentitielle et l'autre excrémentitielle.

Lorsque cette double séparation ne se fait pas , il y a deux causes à ce non lieu : où le foie ne possède plus la vitalité nécessaire à la formation , nous allions dire à la combustion des éléments hydrogénés de sang noir à transformer en bile ; ou bien , la cause en est encore plus générale. Sous une innervation déprimée , le sang artériel perd de sa capacité pour l'oxigène et ne porte aux organes dépurateurs ou comburants , qu'un sang imparfait, pauvre, pour me servir de l'expression pittoresque de nos maîtres. Le mot appauvrissement du sang , tant calomnié , redevient l'expression familière de la physiologie chimique et renferme toute une nosologie.

Que la cholestérine soit le principe excitateur de la bile , qu'adviendra-t-il si le foie ne la reconnait plus et la repousse ? La réponse est simple ; la cholestérine roulera dans le torrent circulatoire et le foie entrera dans des conditions pathologiques ou , comme le disaient les vieux médecins , il se chargera d'obstructions. Or , ces obstructions commencent toujours par les confins capillaires qui versent la bile dans les intestins hépatiques. Le foie , ce bucher qui alimente la com-

bustion pulmonaire , doit fonctionner à l'unisson du foyer·
Règle générale : il y a toujours maladie du foie , organique ou fonctionnelle , dans la pthisie tuberculeuse ,
parce que le foie est un annexe du poumon , et que
pour sa part , il est solidaire de tous les phénomènes de
l'hématose.

Préserver le foie de l'atteinte portée aux poumons ,
sera la conséquence de ce que nous exposerons en
détail dans un prochain mémoire tout entier consacré
au traitement de l'imminence de la pthisie , et de la
pthisie que les anciens avaient déjà nommé au premier
degré. Hors de là , notre traitement compose avec le
mal sans le guérir ; il prolonge la vie. La thérapeutique d'une maladie quelconque , découle de deux sources
culminantes : 1° d'un mode spécifique reconnu tel ,
par le hasard , l'expérience ou une révélation providentielle. Oui , ce que la raison n'explique pas , devient
pour les masses un article de foi. Le psalmiste royal
a dit que Dieu se révèle au plus humbles : certes le
sauvage qui le premier opposa le kina à la fièvre, ne
pouvait être plus humble. 2° après le mode spécifique
de guérir les maladies , vient le mode logique et naturel : c'est celui que nous indiquerons en parlant du
traitement de ce mal inconjurable qui envahit un organisme , comme le chiendent envahit de vastes guérets
abandonnés.

Ici, il y a tout à refaire, tout à trouver. Il faut à un organisme rétrogade, dégénéré, une hygiène nouvelle et des agents médicamenteux qui auront une action spécifique, sur l'innervation affaiblie et pervertie ; sur la composition affaiblie et pervertie du sang ; sur les vices de la sécrétion intersticielle, du tubercule enfin. Maintenir l'innervation à son rythme normal, tout en combattant par les spécifiques reconnus, le vice fonctionnel, celui qui engendre le tubercule, a été et sera encore longtemps notre pensée fixe.

Notre hygième à nous, c'est une doctrine qui répare et conserve l'intégrité fonctionnelle de l'estomac et du foie.

L'estomac est ordinairement sain chez le pthisique achevé, à plus forte raison chez celui qui se trouve en état d'imminence du mal. Il y a six mois que nous avons vu l'estomac d'un forçat à l'état d'intégrité phénoménale, et ce forçat portait des cavernes aux poumons dont les bruits fesaient écho au dehors, et il a mangé jusqu'à la veille de sa mort. Mais cet homme qui est venu à nous, mourant un peu tous les jours, n'a pris ni boissons asthénisantes, ni narcotiques, ni diète lactée, n'a subi en un mot aucune dépression ni physique ni morale. Le traitement en usage perd l'estomac sans sauver les poumons.

Un fait commun à l'hôpital du bagne est celui-ci :

qu'un forçat sous la morsure récente de son déshonneur, vienne à nous mentalement frappé ; qu'il subisse la diète blanche, les boissons douces et les remèdes qui stapéfient l'action vitale et fort dormir et cela pendant six mois, un an, cet homme sans prédisposition tuberculeuse avant son entrée, mourra pthisique ou tuberculeux d'un organe essentiel.

Le traitement en usage est un oubli sacrilège de cette maxime révélée : « Aide-toi, le ciel t'aidera. » Il n'y a peut être pas un médecin qui l'emploie avec confiance et espoir, et cependant c'est celui qu'il dicte imperturbablement au lit d'une pthisique et il avoue que c'est un arrêt de mort.

Rien n'explique cette inertie de l'esprit humain, elle est phénoménale.

La raison nous dit de revenir sur nos pas et de changer de route, lorsque le but que nous atteignons est constamment funeste à nos malades.

Ainsi nous avons fait. Qu'on en juge par les propositions suivantes :

Reconnaître à des signes certains l'imminence de la pthisie.

Découvrir la spécialité de certains agents, doués d'une action élective, modale, sur l'innervation rétrograde (asthénie) ; sur l'innervation pervertie (en-

dolorissement); sur la sécrétion prothéinique intersticielle (tuberculisation pulmonaire.)

Une autre série de propositions non moins capitales
sont les suivantes :

Conserver à l'estomac, aux intestins, au foie leurs
fonctions normales, hygièniques et les préserver de
tout contact, de toute absorption médicamenteuse inu-
tile ou stupéfiante.

Etablir sur la peau une absorption médicamenteuse,
parallèle le plus possible à celle des organes malades,
à l'aide de frictions unguantacées renfermant à l'état
de divisibilité atomique, les agents auxquels nous
avons reconnu une action, j'ose dire spécifique, contre
les phénomènes pathologiques de la tuberculisation.

Ces propositions culminantes dans l'état actuel de
la pthisie en Europe, sont l'objet d'un second mémoire
que nous publierons à pareil jour en **1846**.

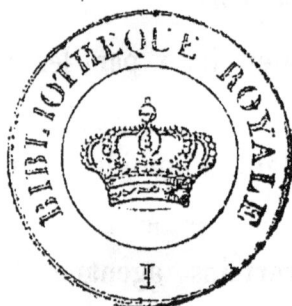

LAUVERGNE.

www.ingramcontent.com/pod-product-compliance
Lightning Source LLC
Chambersburg PA
CBHW060450210326
41520CB00015B/3897